EXTRAIT DU BULLETIN DE LA SOCIÉTÉ D'ANTHROPOLOGIE DE LYON

— Tome Troisième — Fascicule II. 1884 —

QUELQUES MOTS

SUR

LA CRIMINALITÉ EN ITALIE

PAR

LE DR A. BOURNET

LYON

IMPRIMERIE PITRAT AINÉ

4, RUE GENTIL, 4

1885

QUELQUES MOTS

SUR

LA CRIMINALITÉ EN ITALIE

EXTRAIT DU BULLETIN DE LA SOCIÉTÉ D'ANTHROPOLOGIE DE LYON

— Tome Troisième — Fascicule II. 1884 —

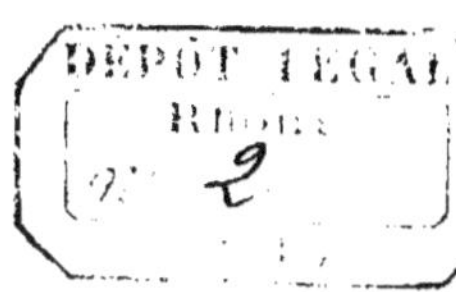

QUELQUES MOTS

SUR

LA CRIMINALITÉ EN ITALIE

PAR

LE DR A. BOURNET

LYON

IMPRIMERIE PITRAT AINÉ

4, RUE GENTIL, 4

1885

QUELQUES MOTS

SUR

LA CRIMINALITÉ EN ITALIE

On a dit de certains esprits que, pour qu'ils soient à leur aise, il faut qu'ils se sentent dans l'*air tiède* de l'indulgence. J'ai compté d'avance, Messieurs, sur la vôtre.

« On ne doit jamais écrire que de ce qu'on aime. » Puisse cette pensée de l'immortel auteur des *Souvenirs d'enfance* et *de jeunesse* justifier cette communication et lui servir d'excuse.

Le plaisir qu'on trouve à certaines études n'est point une chose qui dépende de la volonté. L'étude de l'Italie est pour moi comme une religion ardemment embrassée dès l'adolescence; et, au milieu de tout ce qui semblait devoir m'en détacher et m'en distraire, le temps ne fait que la confirmer. Ne lui dois-je pas l'occasion d'études qui m'ont charmé, de voyages qui m'ont instruit en me laissant d'ineffaçables souvenirs. Ces souvenirs toujours vivants, au milieu des labeurs arides de la pratique rurale, sont un préservatif contre une plaie hideuse qui s'attache trop souvent au médecin des campagnes, l'indifférence des choses scientifiques.

J'ai été tenté de retracer devant vous, en quelques lignes le sujet que j'ai plus longuement traité dans ma thèse inaugurale, de combler de nombreuses lacunes, d'y ajouter des faits nouveaux ; mais j'ai craint de ne pouvoir plus m'arrêter. Une communication du genre de celle-ci a ses limites. Je me limiterai aujourd'hui à la *Criminalité en Italie*, et ne vous en donnerai qu'un rapide aperçu.

A ne considérer que les chiffres, l'Italie serait un repaire de malfaiteurs, la *terra del maleficio*. En trente ans 67,680 personnes ont succombé, pour la plupart victimes de l'*omicidio improviso*. L'omicidio improviso ! voilà surtout la plaie honteuse de l'Italie contemporaine. Toutes ces populations mal gouvernées pendant des siècles, aujourd'hui réunies en une communion fraternelle, ont conservé l'usage des *coltellate*(coups de couteau). La *Camorra* qu'on a voulu identifier à une Société de secours mutuels, est encore puissante à Naples. Son code rédigé par Saccardo, moine du couvent du Carmine, au temps de Masaniello, indique la façon de se servir du révolver, de la canne à dard *spadetta di Genova*, du pistolet *pistolone sfarziglia*. En 1873 ce code fameux, le livre saint des Camortites, était aux mains d'un teinturier des Rampes du Salvatore. Il est aujourd'hui conservé par le *prencé e testa doro* ancien. —En Sicile, la *Maffia* a toujours inscrit dans son code le principe fondamental : « *A chi ti toglie il pane, e tu toglili la vita !* A qui te prend le pain, eh bien, toi, prends la vie ! — Les travaux statistiques de Mancini, Piranelli, Scialoja, etc. nous révèlent aussi combien le jeu des couteaux est fréquent en Sardaigne.

Il le sera longtemps encore, et dans toute l'Italie, tant que subsisteront ces institutions d'un autre âge : l'*ammonizione* et le *domicilio coatto*. 104,306 italiens sont en ce moment *ammoniti*, c'est-à-dire privés de leurs droits de citoyen, sur la simple *réquisition* de la police, par le préteur, magistrat amovible et suspect. Honte au pays qui garde une pareille mesure de police dans ses codes !

Une loi sur les *récidiristes* est nécessaire, urgente même. En 1870 sur 23.763 condamnés présents dans les bagnes et maisons de peines, 3.773 étaient récidivistes ; la proportion a presque doublé en 1880 : 7,147 récidivistes sur 31,495 condamnés soit 22.76 0/0 au lieu de 15,71 0,0. La peine capitale qui jusqu'à l'exécution de Misdea, n'était appliquée qu'à de rares intervalles, l'a été deux fois depuis. S. M. le roi Humbert aurait-il enfin compris que la peine de mort est la préservation la plus puissante contre les grands crimes ? Se rendrait-il aux symptômes évidents de l'opinion publique? Celle-ci n'admet plus guère aujourd'hui que la sobriété des peines tempère la férocité du crime.

Le service de la statistique criminelle qui fonctionne depuis 1872, révèle toute l'immensité du mal. Grâce aux statisticiens éminents qui les rédigent, les volumes de *statistica giudiziaria* deviennent chaque année moins incomplets et plus sûrs. Mais qu'il y a loin de là encore à notre « admirable compte rendu de la justice criminelle »! M. Bodio et ses collègues ne se renferment pas dans le sentiment de leur propre valeur. Ils vantent tous l'idéale perfection de notre statistique, l'importance des travaux qui en découlent, ceux de E. Ferri, Lacassagne, Yvernés...

La statistique italienne possède aussi des esprits assurément distingués, érudits d'une patience exemplaire. Grâce à eux, nous pouvons, en France, nous faire une idée juste de l'état de la criminalité italienne, depuis dix ans. Dans ma thèse inaugurale, usant des travaux que M. L. Bodio publie pour le Ministre de la justice et des grâces, j'ai rendu à sa patiente érudition l'hommage qui lui est dû. Le savant *Direttore générale della Statistica del Regno*, a été seul étonné de retrouver « plus de 30 fois » son nom sous ma plume. Il n'a pu y voir les formes de la flatterie ou du panégyrique. La profondeur et la finesse de son esprit ont dû saisir sans peine que je personnifiais en lui la statistique judiciaire italienne, comme en M. Yvernès la statistique judiciaire française. L'une et l'autre ne sont-elles pas tout entières en eux, comme l'âme est dans le corps.

Latifundia perdidère Italiam ! On répète bien souvent ce mot de Pline. C'est *Carceri perdidere Italiam* qu'il faudrait plutôt dire, quand on songe qu'au 31 décembre 1883, vivaient aux frais de l'État, dans les lieux de peines ou prisons judiciaires, 67,177 individus, coûtant chaque année 33,000,000 de francs, c'est-à-dire plus du double du budget de l'intérieur. Or le nombre des condamnés croit sans cesse ; en 1870 les bagnes renfermaient 12,936 condamnés à perpétuité ; à la fin de 1883, on en comptait 5363 ; en treize ans leur nombre a presque doublé ! Depuis que l'Italie est faite, la police vigilante de la maison de Savoie, laisse, il est vrai, moins de crimes impunis. Voici un tableau représentant le mouvement de la criminalité en Italie de 1873 à 1883.

CONDAMNÉS.					
Années	PAR LES PRÉTEURS		PAR LES TRIBUNAUX CORRECTIONNELS		PAR LES COURS D'ASSISES	
	CHIFFRES ABSOLUS	POUR 10,000 H.	CHIFFRES ABSOLUS	POUR 10,000 H.	CHIFFRES ABSOLUS	POUR 10,000 H.
1873	244,860	76	64,753	34,20	7,270	2,71
1874	217,381	81	63,032	23,85	7,497	2,80
1875	214,092	80	61,496	22,83	7,228	2,70
1876	182,882 (amnistie du 2 oct.)	64	55,633	19,91	6,682	2,49
1877	206,019	72	53,822	19,65	6,727	2,36
1878	187,472 (amnist. du 19 janv.)	66	48,704	17,11	6,394	2,25
1879	231,735	81	»	»	7,109	2,50
1880	262,035	92	»	»	7,805	2,74
1881	231,665	81	66,244	22,28	7,684	2,70
1882	234,022	82	64,781	22,76	6,144	2,15
1883	232,580	82	64,204	22,56	5,772	2,03

La petite criminalité augmente notablement ; les sujets de

contravention se sont multipliés, il est vrai, depuis dix ans. Le nombre des **condamnés** par les Tribunaux correctionnels ne s'est guère modifié depuis 1873. La grande criminalité au contraire diminue : 7270 condamnés en 1873 soit 2,71 pour 10.000 habitants, — 5772 en 1883 soit 2,03 pour 10.000 habitants. Les *homicides* dénoncés de 1879 à 1882 ont diminué de presque un quart (23,10 0/0). Les vols et attaques sur la voie publique sans homicide ont aussi diminué de 44 0/0 de 1879 à 1882 ; très légèrement aussi les vols simples (13 0/0, les vols qualifiés 17 0/0.) Très faible augmentation des coups et blessures et autres crimes contre les personnes (4 0/0).

Au point de vue de leur répartition géographique, les meurtres en Italie, comme en France, sont soumis à la loi presque inverse de celle des suicides : relativement moins nombreux dans la haute Italie et dans l'Italie centrale, ils sont infiniment plus fréquents dans l'Italie méridionale et dans les îles (Sicile et Sardaigne), où la *Camorra*, la *maffia* sont encore puissantes. Les *ricattari*, les *manutengoli*, les *maffiosi*, les *sgaraglioni* ne disparaîtront de la Sicile que lorsque l'île sera sillonnée de routes et de chemins de fer. Quant à la *Camorra*, il faudra « *éventrer Naples* » pour qu'elle disparaisse. Tout récemment le 6 octobre 1884, la police napolitaine mettait la main sur six camorristes réunis dans un *basso* (rez-de-chaussée) du *fondaco* Pazzillo transformé en tribunal.

Ces *bassi* ou *bassilini* que M. Depretis propose de détruire en « éventrant Naples » sont les derniers refuges du crime et de la misère : tout un monde de vices. Les *avortements*, les *infanticides*, les *viols* et *attentats à la pudeur* qui s'y commettent, la police le plus souvent les ignore. Peut-elle seulement pénétrer dans ces quartiers *Pendino*, *Vicaria*, *Porto* et *Mercato* qui viennent de fournir un si triste contingent au choléra ?

Les différentes administrations municipales qui se sont succédé depuis 25 ans à Naples, l'administration Capitelli, l'administration San-Donato, l'administration Giusso, n'ont guère

songé à supprimer ces foyers de misère et de crimes. Sur
600.000 habitants cependant, près de 400.000 vivent dans ces
basses fosses, non par goût, mais par nécessité, « *Éventrez* »,
haussmanisez Naples ; très bien. Tant que vous n'aurez rien
fait pour que l'ouvrier typographe gagne plus de 1 fr., le tail-
leur, le cordonnier, le maçon plus de 1 fr. 50, le gantier plus
de 0 fr. 85, le journalier plus de 0 fr. 50 à 0 fr. 60, à quoi par-
viendrez-vous ?

C'est l'insuffisance des salaires qui fabrique le vice et le
favorise. Il y a le vice ; il n'y a pas de population vicieuse.
Voilà de quoi stimuler les attentions contemporaines et réveiller
les sommeils optimistes !

Ce que l'Italie actuelle a de plus curieux pour l'économiste,
pour le criminaliste, est peu connu. Il reste à savoir du *populaire* ce qu'il cache à tous les regards, ses ateliers mystérieux
de misère, de douleur, de vice, de débauche. Il faudrait voir
comment le crime et l'insuffisance des salaires se transmutent,
comment la faim donne naissance au crime.

On est effrayé quand on lit l'*Inchiesta agraria* d'Emilio
Morpurgo, résumé des innombrables témoignages des syndics,
magistrats, médecins inspecteurs d'écoles ; — ou le livre du
marquis de Castania, *Del presente dissisto sociale ;* — ou bien
encore quand on relit dans la *Geografia nosologica* de Sormani
la description de cette maladie terrible, la *cronica fame* ! Tous
ces documents attestent l'urgence du mal, et montrent des
populations entières gagnant à peine du pain et de l'eau, en
travaillant le jour et la nuit; des villages entiers, *Ravignano
di Latisana, Camino, Asiago, Rovereti di Guá, Pressana,
Oderzo, Citadella*, etc., dont tous les habitants vivent de végé-
taux de qualité infime, sans viande, sans pain, sans vin. Quand,
de nos jours, les philosophes crient contre la barbarie du vas-
selage, contre le moyen âge, contre les seigneurs suzerains,
ils ne soupçonnent guère cette perpétuelle immolation des
masses humaines, au sein de l'Italie, à la fin du XIX siècle !

L'enquête agraire d'E. Morpugo explique suffisamment

comment se forme la population errante des criminels, la population des ruelles de Naples ou *fratte* en langue de Camorra.

La *Criminalité napolitaine* est un élément perturbateur de la statistique criminelle italienne. Les meurtres, les assassinats, les parricides, les coups et blessures y sont plus nombreux qu'en toute autre partie de l'Italie. Les *coups et blessures* surtout atteignent un chiffre effrayant : 8148 en 1881, 8316 en 1882. En quatre ans (1879-1882) les statistiques ont noté 667 assassinats, 2216 homicides, 42 parricides. Pour la seule année 1883 la grande criminalité accuse le chiffre de 487, ainsi repartis : 16 attentats aux mœurs, 6 attentats contre la tranquillité publique, 15 crimes contre l'ordre de la famille, 2 parricides. 69 assassinats, 3 empoisonnements, 7 infanticides. 230 homicides consommés et 57 tentatives, 94 coups et blessures. 25 autres crimes contre les personnes. La cour d'assises de Palerme en cette même année n'a eu à juger que 374 crimes contre les personnes.

La loi d'antagonisme entre les crimes de sang *(reati di sangue)* et le suicide, à Naples surtout se réalise. Là, en effet, la moyenne des suicides pour un million d'habitants, n'est que de 25,3, tandis qu'à Bologne elle est de 88,8, à Livourne de 84,1, à Sienne de 58,1, à Venise de 56,3, à Milan de 56,4, à Turin de 41,2. Ces dernières sont pourtant les cités les plus populeuses et les plus riches. En Sicile, en Calabre surtout où le jeu des couteaux est si facile, le suicide atteint son minimum : à Messine la moyenne est de 11,9, en Calabre de 8. Dans toute cette partie de l'Italie méridionale, il est vrai, la *Pellagre* est inconnue. La diffusion de l'instruction primaire, cet instrument de ruine, n'a pas encore pénétré partout. La *Pellagre* est la principale cause de cette fréquence du suicide dans l'Italie du Nord. Sur 100.000 pellagreux *(pellagrosi)* que renferme l'Italie, la Lombardie à elle seule en possède plus de 97.000 ! La loi Grimaldi qui interdit la mise en vente et la mouture du maïs avarié, pourra seule réduire la moyenne des suicides.

Bien d'autres crimes, résultats de la misère physiologique, seront ainsi atténués. Que de fois en 1880 et en 1883 n'avons-nous pas interrogé ces malheureux pellagreux, sur leurs habitudes morales, intellectuelles et physiques! Il n'en ont que de mauvaises. Ce n'est pas une maison qu'habite le pellagreux, c'est un repaire, c'est un bouge où vivent pêle-mêle bêtes et gens. Dans ce bas-fonds règne la plus complète promiscuité. Une loi sur l'hygiène de l'alimentation peut seule améliorer ces existences misérables. La loi sur l'enseignement primaire obligatoire n'y peut rien. On est vraiment, de nos jours, trop crédule dans l'efficacité de l'enseignement primaire pour opérer le bien moral. L'honorable Martini, rapporteur du bilan de l'instruction publique en 1883, a bien eu raison de juger sévèrement cette contagion de l'instruction primaire qu'a favorisée la loi du 17 juillet 1877 : « L'instruction populaire en Italie est aujourd'hui une plaisanterie *(una burla)*, plaisanterie coûteuse *(burla costosa)*, mais plaisanterie et rien autre. » Puisse cet avertissement profiter à l'Italie !

L'impôt excessif, la rente excessive, voilà les principales causes de la misère, celles qui empêchent les classes laborieuses de s'élever chaque jour avec rapidité dans la voie du progrès moral. Celles aussi qui favorisent le mouvement au dehors des populations italiennes. « La terre où l'on ne peut trouver de quoi vivre en travaillant est-elle une patrie ? » répondaient, en 1878, les paysans lombards à une circulaire ministérielle les *détournant de l'émigration.* Cette émigration est pour l'Italie « un exutoire donné à la criminalité » suivant le mot de Prins, une soupape de sûreté, *una valvola di sicurezza,* d'après celui d'E. Ferri. L'abaissement ou la recrudescence de la criminalité italienne trouve ainsi son explication dans l'atténuation ou l'augmentation de l'émigration.

Favoriser l'émigration est donc le seul remède à offrir à ces populations exubérantes, à ces bras qui n'ont pas d'emploi, à ces déclassés... c'est aussi le seul moyen d'augmenter les ressources et de guérir les blessures de l'Italie. Plus on facilitera l'établissement de nouveaux colons, plus on soulagera la métropole. Les colonies sont des exutoires indispensables à la prospérité de l'Italie. Malheureusement pour elle l'Italie n'est pas colonisatrice comme l'Angleterre; elle n'a pas comme la terrible Albion cet esprit d'entreprise, cette opiniâtre activité; les forces pécunières et morales lui manquent.

En Europe le mouvement de l'émigration italienne se fait surtout sentir en France et en Allemagne.

L'émigration vers l'Amérique est néanmoins la plus importante : en 1877 on comptait 21,169 émigrants, 63.388 en 1883, soit 37,49 0/0. Depuis 1877, 901,708 émigrants italiens ont gagné les différents pays d'Europe, d'Afrique et d'Amérique.

Malgré cette énorme saignée qui se continue toujours (total général de l'émigration 161.562 en 1882, et 169.101 en 1883). l'Italie ne cesse point de se plaindre que sa population la tue. L'Italie ressemble assez à un vase qui se vide d'un côté pour se remplir de l'autre. Or les Américains crient que *population c'est richesse*. Ainsi pour les uns, la richesse est dans cette même population qui pour les autres constitue la pauvreté. Ce sont les agriculteurs et les terrassiers qui émigrent en plus grand nombre: 74 0/0 du total; les maçons 16 0 0 (1883).

En Europe la France est la terre privilégiée de l'immigration: le nombre des immigrants n'a pas cessé de croître jusqu'en 1882 : en cette année il s'éleva à 53,037. L'année 1883 accuse une diminution de 6,269: la proportion pour cent du chiffre total des émigrants n'est plus que de 27,66 au lieu de 32,83.

En dépit de la *prétendue chasse aux Italiens*, à Marseille, à propos de l'occupation de Tunis, la *localisation* des immigrants s'accuse surtout dans les départements du midi de la France où elle constitue les *colonies libres* d'Italiens. Cet élément nouveau, si prompt à jouer du couteau, est une cause modificatrice de la criminalité dans les départements des Bouches-du-Rhône, des Alpes-Maritimes, du Var, des Basses-Alpes, des Hautes-Alpes. Dans une prochaine communication, à l'aide de documents récents ou inédits, je rechercherai quel

contingent cette population italienne, qui n'est pas la plus
morale, apporte à la statistique criminelle dans notre pays. Le
sujet vaut la peine qu'on y revienne. Vous voudrez bien,
Messieurs, me permettre de l'aborder prochainement devant
vous. Ces recherches d'anthropologie criminelle me semblent
offrir un suprême intérêt. Depuis le jour où je m'y adonnai,
pour la première fois, dans le laboratoire de mon excellent et
vénéré maître, le professeur Lacassagne, elles sont devenues le
principal objet de ma curiosité.

FIN

DU MÊME AUTEUR

AUTRES PUBLICATIONS SUR L'ITALIE

EN ITALIE. — NOTES DE TOURISTE, in-8, Lyon, anon. s. l. n. d. (1880).

VENISE. — NOTES PRISES DANS LA BIBLIOTHÈQUE D'UN VIEUX VÉNITIEN 1 vol. in-18. Paris, Plon et Cⁱᵉ, 1882.

ROME. — ÉTUDES DE LITTÉRATURE ET D'ART. 1 vol. in-18. Paris, Plon et Cⁱᵉ, 1883.

LETTRES MÉDICALES ÉCRITES D'ITALIE. — (Septembre-octobre 1883), in-8. Paris, J.-Baillière et fils, 1884.

DE LA CRIMINALITÉ EN FRANCE ET EN ITALIE. — ÉTUDE MÉDICO-LÉGALE, avec planches. 1 vol. in-8. Paris. J.-Baillière et fils, 1884.

L'ANTHROPOLOGIE CRIMINELLE EN ITALIE. — Lombroso et l'Archivo di Psichiatria, in *Lyon-médical*, n° 48, 23 décembre 1884.